QUELQUES RÉFLEXIONS

SUR LE

TRAITEMENT DE LA DIPHTHÉRIE

EN GÉNÉRAL

ET SUR

L'EMPLOI DES BALSAMIQUES EN PARTICULIER

APPENDICE

UN NOUVEAU MODÈLE DE TROCART

Par Pierre BASTIOU,

Docteur en médecine, Ancien externe des hôpitaux de Paris,
Médaille de bronze de l'Assistance publique, Pharmacien de 1re classe.

PARIS
ADRIEN DELAHAYE, LIBRAIRE-ÉDITEUR
Place de l'Ecole-de-Médecine.

1874

QUELQUES RÉFLEXIONS

SUR LE

TRAITEMENT DE LA DIPHTHÉRIE

EN GÉNÉRAL

ET SUR

L'EMPLOI DES BALSAMIQUES EN PARTICULIER

QUELQUES RÉFLEXIONS

SUR LE

TRAITEMENT DE LA DIPHTHÉRIE

EN GÉNÉRAL

ET SUR

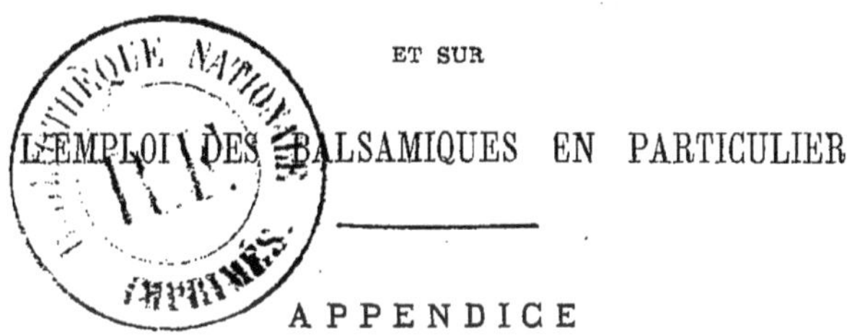

L'EMPLOI DES BALSAMIQUES EN PARTICULIER

APPENDICE

UN NOUVEAU MODÈLE DE TROCART

Par Pierre BASTIOU,

Docteur en médecine, Ancien externe des hôpitaux de Paris,
Médaille de bronze de l'Assistance publique, Pharmacien de 1re classe.

PARIS

ADRIEN DELAHAYE, LIBRAIRE-ÉDITEUR

Place de l'Ecole-de-Médecine.

1874

QUELQUES RÉFLEXIONS

SUR LE

TRAITEMENT DE LA DIPHTHÉRIE

EN GÉNÉRAL

ET SUR

L'EMPLOI DES BALSAMIQUES

EN PARTICULIER.

« Primum non nocere. »

INTRODUCTION.

La thérapeutique est toute la médecine pour les gens du monde, aussi le praticien doit-il être au courant de toutes les découvertes qui se font dans cette partie de son art.

Il doit les accueillir d'autant plus favorablement qu'il n'ignore pas que, dans beaucoup d'affections et des plus graves, il est à peu près désarmé.

La diphthérie est de ce nombre ; on peut même dire que c'est, de toutes les maladies dont le jeune âge a le triste privilége, celle qui est le plus justement redoutée des familles. C'est, en effet, une affection générale, épidémique, peut-être spécifique et contagieuse, qui se développe dans tous les pays, sous tous les climats, sans que rien puisse en faire prévoir l'invasion. Les pertes que ce terrible fléau inflige aux maisons qu'il visite sont d'autant plus douloureuses que ce ne sont pas les petits êtres encore au berceau qui sont enlevés, mais bien les enfants de 2 à 6 ans, à cet âge où ceux-ci allaient déjà occuper leur place dans les projets de la famille.

Si nos connaissances sur l'étiologie de la maladie sont à peu près nulles, il n'en est pas de même de la symptomatologie, de la marche et du diagnostic de ce mal, grâce aux beaux travaux d'illustres médecins français tels que Bretonneau et Trousseau.

Le trait caractéristique de cette affection est, comme l'on sait, la *fausse membrane*, dont le siége anatomique est la surface des muqueuses ou de la peau privée de son épiderme, fausse membrane qui a toujours de la tendance à se reproduire si l'on vient à l'enlever. On peut la rencontrer dans toutes les régions, mais c'est surtout dans les voies respiratoires qu'elle est fréquente, et l'on a l'*angine diphthéritique*, la *diphthérie laryngée* ou *croup*, la *bronchite diphthéritique*, le *coryza diphthéritique*, la *diphthérie buccale*, etc. Exceptionnellement, on la trouve en d'autres parties du corps, et alors elle donne lieu à la *diphthérie conjonctivale*, *vulvaire*, *vaginale*, *anale*, *préputiale* ou enfin *cutanée*.

Mais, que la fausse membrane se montre en plusieurs points éloignés ou rapprochés, ou en un seul point du corps, l'organisme n'en est pas moins infecté en son entier d'un poison spécial, le *poison diphthéritique*.

Bien des médications avaient été essayées contre cet

agent infectieux et toutes étaient restées incertaines, lorsque, en 1866, un praticien de la Mayenne, M. Trideau, annonça qu'il avait trouvé le « vrai traitement de la diphthérie. »

On ne tarda pas à expérimenter le nouveau traitement dans les hôpitaux d'enfants de la Capitale. J'avais eu connaissance des succès obtenus dans la Mayenne par la médication imaginée par Miquel (d'Amboise) et reprise par M. Trideau lorsque, durant mon année d'externat à l'hôpital Sainte-Eugénie, je fus bien placé pour en juger par moi-même.

Or, je constatai, à mon grand regret, que les diphthériques soumis à l'usage des *balsamiques* nous étaient enlevés tout aussi bien et dans les mêmes proportions que les enfants qui subissaient un autre traitement. Je commençai dès lors à douter, et bientôt le doute fit place à la conviction; *les balsamiques étaient aussi impuissants que les autres médicaments.* Je n'y attachais plus d'importance, lorsqu'un numéro du journal de médecine, qui se publie à Laval, tomba par hasard sous mes yeux.

Dans ce numéro je trouvai un rapport, sur une épidémie de croup, qui conclut à l'efficacité irrécusable du cubèbe dans la diphthérie. Je résolus, dès ce moment, de rechercher à quoi pouvait tenir une telle divergence dans les résultats obtenus dans la Mayenne et à Paris, et j'ai fait de mes recherches le sujet de ce travail.

Je réclame toute l'indulgence de mes lecteurs, n'ayant eu d'autre guide dans mon travail que ma seule inspiration, comme cela arrive à celui qui critique.

Je prie mes confrères, dont les conclusions ont été discutées ici, de ne voir en moi qu'un ami à la recherche de la vérité comme eux, animé aussi d'un violent amour de faire le bien, et je leur rends publiquement hommage pour les efforts qu'ils ont faits dans l'espoir de soulager l'humanité.

Je n'ai point touché à l'histoire de la maladie si bien décrite dans les auteurs classiques, je n'ai eu pour but que de parler des divers traitements mis en usage, et, parmi ceux-ci, l'emploi des balsamiques a surtout attiré mon attention. Il est évident que tout ce que j'ai dit de la diphthérie chez les enfants est également applicable aux adultes.

Pour mettre un peu d'ordre dans mon sujet, je l'a divisé en deux parties; dans la première, j'ai passé en revue les diverses médications usitées, et, comme après avoir démoli il faut reconstruire, mes idées sur la conduite à suivre dans le cas de diphthérie ont fait naturellement le sujet de la seconde partie.

Ce traitement n'est pas *un*, il est *multiple* et *variable*. D'abord, la *prophylaxie*, qui est de première importance; puis, vient le *traitement général*, et enfin j'ai dit quelques mots des indications particulières fournies par l'*examen du cœur* et *des poumons*.

J'ai dû me renfermer dans des généralités, l'état actuel de nos connaissances commandant cette réserve.

I

Avant Bretonneau on ne traitait les manifestations diphthéritiques que par les topiques ; mais, quand le grand médecin de Tours eut établi que la diphthérie est une maladie générale, spécifique, l'insuffisance du traitement local ressortit d'elle-même, et de nombreuses recherches furent faites en vue d'agir sur toute l'économie.

De nombreux médicaments ont été tour à tour préconisés par leurs inventeurs, expérimentés par quelques confrères, et bientôt délaissés après avoir provoqué un instant d'enthousiasme.

Vouloir faire l'histoire complète de ces divers traitements serait entreprendre un travail bien long et de nul intérêt, aussi n'ai-je l'intention que de parler des médications le plus généralement employées aujourd'hui, m'efforçant de réduire à leur juste valeur chacune d'elles, et surtout m'attachant à démontrer combien précaire est la sécurité de ceux qui prétendent avoir trouvé l'antidote de l'agent infectieux diphthéritique.

A. TRAITEMENT LOCAL.

Trousseau attache une grande importance aux topiques, et il n'hésite pas à attribuer, à l'application sur ces plaques diphthéritiques d'un mélange d'alun et d'eau vinaigré, plusieurs guérisons qui préludèrent à la fin d'une épidémie qui sévissait en Sologne en 1828. Cette épidémie fut meurtrière puisque, à Abarcelly-en-Vilette, sur 600 habitants il y eut 66 morts. Ainsi diminution subite de la mortalité dans une maladie générale, sous l'influence d'un traitement local. *Post hoc, ergo propter hoc.* Cette conclusion me semble prématurée.

A partir de ce jour, il conseilla les irrigations, les cautérisations avec le nitrate d'argent, l'acide chlorhydrique ou le sulfate de cuivre. Les cautérisations sont, à mon humble avis, pour le moins inutiles; quant aux irrigations comme soin de propreté, elles sont très-bonnes. Parmi les liquides que l'on a vantés pour lavage, je citerai surtout l'eau de chaux qui aurait la propriété de dissoudre les fausses membranes.

« Ces irrigations, dit M. Peter (1), ont l'avantage physique et thérapeutique de rafraîchir les parties enflammées, et l'avantage tout mécanique d'enlever les fausses membranes ou du moins d'aider à les détacher et de nettoyer ainsi la gorge. »

B. TRAITEMENT GÉNÉRAL.

a. *Médication antiphlogistique.* — Ai-je besoin de dire que la saignée est formellement contre-indiquée? Non, car nul n'ignore que les malades sont rapidement affaiblis, et que leur enlever du sang serait hâter la terminaison funeste de la maladie.

b. *Médication altérante.* — Je crois pouvoir en dire autant des mercuriaux, à cause de leur action altérante; tout au plus les emploierais-je localement, ou bien encore à l'intérieur dans les cas où je craindrais la formation de caillots fibrineux dans le cœur. Je reviendrai sur ce point dans la seconde partie de mon travail.

Le chlorate de potasse qui s'élimine, comme on le sait, en partie par les reins, en partie par la muqueuse

(1) Dict. encyclop., art. Angine.

de la bouche, et qui est héroïque contre la stomatite ulcéro-membraneuse, devait naturellement être essayé dans le traitement de la diphthérie. M. Isambert (1) le vante beaucoup. A l'hôpital Sainte-Eugénie, M. Triboulet l'emploie aussi en même temps que l'émétique à dose vomitive. Mais on peut dire du sel de Berthollet comme de tant d'autres médicaments, qu'employé seul il échoue constamment. D'ailleurs comment agit-il? Son action se borne, sans doute dans beaucoup de cas, à restituer sa réaction alcaline à la salive devenue acide; c'est donc une simple modification des sécrétions que l'on peut espérer. Nous verrons plus loin ce que l'on doit penser de ce principe qui a fait songer à mettre en usage les balsamiques contre la diphthérie. Les alcalins ont une action trop lente pour qu'on puisse penser à les employer avec quelque utilité.

c. *Médication vomitive.* — J'arrive maintenant à parler des vomitifs. L'ipéca, l'émétique et le sulfate de cuivre ont leurs partisans. D'abord quel est leur genre d'action? Trousseau, Valleix (2), Millard (3) et beaucoup d'autres auteurs pensent qu'ils agissent d'une façon purement mécanique; ils déterminent l'expulsion des fausses membranes qui obstruent les voies respiratoires, par suite des efforts que fait le malade pour vomir, et produisent ainsi un soulagement certain et prompt. C'est donc dans les cas de croup qu'ils sont indiqués. Dès lors le choix du vomitif paraît indifférent.

Cependant M. Bouchut (4) préfère le tartre stibié, au-

(1) Thèse de Paris, 1856.

(2) Valleix. Guide du médecin praticien, 5e édition, revue par Loroira. Paris, 1866, t. II, page 111.

(3) Millard. Thèse de Paris, 1858.

(4) Gazette des hôpitaux, 1858.

quel il attribue une propriété « contro-stimulante, antiplastique et dissolvante de la fibrine. » Je reviendrai plus loin sur cette action, à propos de la thrombose cardiaque.

Trousseau préfère le sulfate de cuivre ; c'est aussi le vomitif que j'ai vu M. Bergeron employer à Sainte-Eugénie.

d. *Médication dérivative.* — Trousseau dit avec infiniment de raison : « L'application de vésicatoires dans la diphthérie est absurde. » On sait, en effet, que la peau dénudée de son épiderme est fortement exposée à se recouvrir de fausses membranes chez les diphthéritiques. Le vésicatoire offre donc un terrain favorable au développement du mal que l'on combat.

Barthez et Rilliet conseillent d'appliquer sur les membres inférieurs de vastes cataplasmes sinapisés, à la condition toutefois de ne point pousser jusqu'à la vésication.

Les ventouses sèches, au début du mal, peuvent rendre des services.

Natalis Guillot s'est très-bien trouvé de l'emploi des bains de vapeurs dans le croup. La vapeur provoque une abondante sécrétion des bronches, qui peut faciliter le détachement des fausses membranes. L'action directe de la vapeur ramollit les concrétions et les rend diffluentes. Le derme est congestionné. Les bains de vapeur sont donc efficaces à plus d'un titre.

e. *Médication antiseptique.* — C'est une médication rationnelle, étant connue la nature infectieuse de la maladie. Or l'expérience a démontré qu'aucun antiseptique ne donne de résultat satisfaisant.

f. *Médication astringente.* — En 1858, les docteurs

Sylva (de Bayonne) et Isnard eurent l'idée de combattre la diphthérie, maladie inflammatoire, par les astringents, et ils eurent recours au perchlorure de fer. Malgré les succès que les inventeurs attribuèrent à leur médication, celle-ci n'a pas, que je sache, beaucoup de partisans parmi les médecins des hôpitaux de Paris.

C. DE L'EMPLOI DES BALSAMIQUES DANS LA DYPHTHÉRIE.

Enfin, en 1866, un traitement nouveau, et par la nature des médicaments que l'on proposait et par les résultats que l'on en obtenait, fut imaginé par un médecin de la Mayenne, M. Trideau (d'Andouillé). Je veux parler du traitement de la diphthérie et du croup par les balsamiques, copahu et cubèbes. Ce ne fut point le hasard qui conduisit l'auteur à essayer de ces substances, ainsi que cela arrive dans le plus grand nombre des découvertes faites en thérapeutique, mais bien un raisonnement serré et fondé sur l'analogie. M. Trideau a développé ses idées dans un opuscule publié à Paris, chez M. J.-B. Baillière en 1866, sous le titre de *Nouveau traitement de l'angine couenneuse du croup et des autres localisations de la diphthérie.* Au reste, quelques extraits de cette brochure suffisent pour mettre le lecteur au courant des idées de M. Trideau.

Partant de ce point que la diphthérie est une « affection catarrhale spécifique des muqueuses laryngées et pharyngiennes avec tendances adynamiques, » le praticien de la Mayenne a été amené à recourir aux balsamiques qui sont « les remèdes par excellence dans les affections catarrhales » et qui « seuls possèdent la propriété de modifier les sécrétions muqueuses, Or, supprimer la sécrétion pseudo-membraneuse c'était enrayer infailliblement la diphthérie. »

Modifier les sécrétions, telles est donc l'idée de M. Trideau, et c'est aux balsamiques qu'il s'adresse pour obtenir ce résultat. Et en réalité, on sait que les balsamiques contiennent, entre autres principes, une substance résineuse qui s'élimine par les reins, et une huile essentielle qui sort de l'économie par les voies respiratoires. C'est sans doute en celle-ci que M. Trideau mettait son espoir.

Avant de passer aux faits, examinons le principe en lui-même, et voyons ce qu'il a d'absolu.

Supposons les sécrétions altérées par le cubèbe; celui-ci aura produit son effet physiologique, mais aura-t-on, pour cela, obtenu un effet thérapeutique, c'est-à-dire aura-t-on avancé la guérison du malade? Rien ne le prouve, car tout *effet physiologique* n'est pas forcément suivi d'un *effet thérapeutique*, ce sont là deux choses parfaitement distinctes et que l'on ne doit jamais perdre de vue.

Qu'on me pardonne une comparaison vulgaire ; elle est de nature à faire bien saisir la différence qu'il y a entre l'effet physiologique d'un médicament et son effet thérapeutique : par exemple, un enfant ment, vous le punissez ; il pleure : les *larmes*, voilà l'effet physiologique de la punition; mais aurez-vous *guéri* votre enfant de son défaut, c'est-à-dire aurez-vous obtenu un *effet thérapeutique?* C'est peu probable. Sans doute la guérison viendra, mais ce sera avec les progrès de l'âge et sous l'influence d'une bonne éducation qui est l'hygiène du cœur.

Eh bien, il en est de même de beaucoup de maladies;

il ne faut pas toujours voir entre l'administration d'un médicament et la guérison obtenue, un rapport d'effet à cause.

Au reste, pour se faire une idée juste de la valeur de la médication rationnelle, écoutons Trousseau (1) : « Quand un médicament possède toutes ses qualités physiques et chimiques, qu'il n'est point altéré, qu'il est administré à des doses convenables, on obtient généralement de lui l'*action physiologique* dont il est capable. *Il est loin* d'en être ainsi de son action *éloignée, médiate ou thérapeutique. Rien n'est plus variable et plus infidèle* qu'un médicament dont l'objet thérapeutique ou éloigné est subordonné à un effet prochain ou physiologique. Et voilà de suite la raison pour laquelle on observe une si grande différence entre les médicaments dits *spécifiques* et ceux que l'on appelle *rationnels*, sous le rapport de la constance d'action, qui est le caractère des premiers, tandis que cette action est si incertaine, si douteuse, soumise à tant d'insuccès chez les seconds. C'est que ceux-ci n'arrivent à leur effet curatif que par la médiation de leur effet physiologique, et que ceux-là semblent avoir un effet immédiat sur l'état morbide contre lequel on le dirige. Avec eux, *aucun phénomène appréciable* ne peut être aperçu entre la pénétration de l'agent dans l'organisme et la *modification qui en est ressentie par la maladie combattue.* Avec les autres il n'y a souvent *aucun rapport* entre l'*effet physiologique* produit et le *mal* que l'on veut attaquer ; de sorte qu'il advient dans trop de cas, ou que cet effet *physiologique provoqué n'a aucune influence sur l'état morbide*, ou qu'il en a *une*

(1) Trousseau, Pidoux et C. Paul. Traité de thérapeutique et de matière médicale, p. 80.

plus ou moins fâcheuse. D'un côté, *erreur*, de l'autre, *préjudice*, qui attestent ou l'inexpérience du médecin ou les bornes de l'art. La perfection idéale de la pratique serait de pouvoir toujours susciter, à l'aide d'agents de la matière médicale, les modifications physiologiques qui sont en rapport thérapeutique avec la maladie dont on entreprend le traitement. »

C'est là une page de philosophie thérapeutique admirable de vérité et d'éloquence.

Quoi qu'il en soit du principe, examinons maintenant les faits.

M. Trideau donne 6 grammes de poivre cubèbe fraîchement pulvérisé dans les vingt-quatre heures, et une cuillerée à café de sirop de copahu toutes les deux heures, soit environ 1 gramme par cuillerée de la substance active. Les doses sont doublées dans les cas graves. Ces substances sont administrées sous forme de sirop.

En même temps M. Trideau conseille l'usage des toniques, car dans un grand nombre de cas « le café, dit-il, a puissamment contribué au rétablissement des forces. »

Sous l'influence de cette médication la guérison serait prompte : trois ou quatre jours suffiraient dans la majorité des cas. Si l'on est obligé de prolonger la médication, on voit survenir une éruption scarlatiniforme, or, celle-ci « ne coexiste jamais avec les fausses membranes. » Les balsamiques ont de plus la propriété de plonger « la plupart des malades dans un sommeil profond. » Ainsi par ce traitement on tue le mal et on endort le malade.

Après de nombreux essais, M. Trideau a acquis « l'intime conviction que les balsamiques ne sont pas moins efficaces dans le traitement de l'angine couenneuse, que ne l'est le quinquina dans le traitement de la fièvre intermittente. »

C'est donc là le « véritable traitement de la diphthérie » et, ajoute-t-il, « cette croyance sera, nous en avons l'intime conviction, partagée par tous les praticiens qui prendront la peine de lire les observations qui font suite à cette étude et viennent la compléter. »

J'ai lu les observations et j'ai la douleur d'avouer que je suis loin d'être convaincu. Je n'y vois qu'une énumération de succès qui laisse le lecteur aussi froid que le ferait une quantité de chiffres alignés sur le papier. — Je ne reproduirai pas ces observations, je me contente de les résumer, renvoyant ceux qui voudraient contrôler mon appréciation à la brochure de M. Trideau.

Les vingt-six observations se résument en ceci : « *Je suis appelé pour voir un enfant qui a un peu de fièvre et qui tousse, je reconnais les signes d'une angine couenneuse. Je prescris les balsamiques, et l'enfant est guéri au bout de trois ou quatre jours de traitement.* »

Il est évident que par *angine couenneuse* l'auteur a voulu dire *angine diphthéritique*.

Mais il ne suffit pas de faire un diagnostic *in petto*, surtout si l'on doit faire de ses observations le sujet d'une communication de l'importance de celle-ci. Il faut que le diagnostic ressorte de lui-même des observations, car la critique ne peut tarder à placer son mot.

Je reconnais une « angine couenneuse, » mais à quels signes ? A peine est-il quelquefois parlé d'engorgement ganglionnaire sous-maxillaire. Quant au mode d'invasion de la maladie si insidieuse dans son début, pas un mot ! Rien non plus de l'aspect du malade, aspect qui frappe pourtant presque toujours l'œil de celui qui a l'habitude de ces maladies.

La voix est « rauque, la toux croupale » dans certaines observations. La respiration, on en parle à peine, jamais les inspirations n'ont été comptées. L'haleine est-elle fétide? L'auteur n'en dit rien. L'auscultation de la poitrine et du cœur a été complètement négligée. Les tirages cervical et diaphragmatique sont aussi passés sous silence, il en est de même de l'examen des urines.

Jamais il n'y a eu de complications, qui sont pourtant si fréquentes, telles que paralysies, entérites, pneumonie, emphysème pulmonaire interlobulaire, hémorrhagie. Une fois (obs. 6) il est parlé d'hémorrhagie nasale, et la mort arriva dans ce cas. Une autre fois l'enfant avait la coqueluche et elle disparut en même temps que la diphthérie, sous l'influence des balsamiques.

Il n'eût cependant pas été inutile de faire entrer toutes ces considérations en ligne de compte pour établir le diagnostic. Une aussi vaste lacune ne peut être attribuée à la volonté de l'auteur, et c'est ailleurs qu'il en faut chercher la cause.

A la campagne il est bien difficile, la plupart du temps, de prendre une observation complète. Les malades vous sont présentés souvent à des intervalles de temps si éloignés qu'il est impossible de suivre, d'une façon convenable, les progrès de la maladie. Dans d'autres cas, surtout chez les pauvres, les personnes que vous interrogez sont incapables, soit à cause de leur âge, soit par ignorance ou pour toute autre raison, de vous renseigner comme vous pourriez le désirer. Ou bien, la consultation se fait à une heure trop avancée et dans un endroit tel, que beaucoup des caractères de la maladie ne peuvent être saisis. Cependant il faut prescrire, car une visite ultérieure est problématique.

En pareille occurrence et en temps d'épidémie, toute affection qui rappelle quelque peu la maladie régnante sera considérée, par tout praticien prudent, comme pouvant dépendre du génie épidémique et traitée en conséquence.

L'expectation, dans ces cas, serait coupable, car on peut, d'une part, intervenir efficacement, et d'autre part on calmera l'imagination de la famille affolée par la peur et sur laquelle il importe d'agir.

C'est peut-être dans de telles conditions qu'ont été prises les observations de M. Trideau, et ce praticien, croyant avoir trouvé le vrai traitement de la diphthérie, l'aura administré dans tous les maux de gorge, quels qu'ils fussent, certain d'être pour le moins utile, n'eût-ce été qu'en évitant aux malades d'être torturés par les empiriques qui trouvent, dans les épidémies, un terrain d'autant plus favorable à l'exploitation de leur coupable industrie que la désolation publique est plus grande. En agissant ainsi, M. Trideau n'aurait écouté que la voix de sa conscience, et par pure humanité il serait intervenu activement, se disant avec raison qu'il vaut mieux aller au delà que de rester en deçà, son intervention, en tout cas, n'étant point nuisible. On ne pourrait qu'approuver une pareille conduite. Mais ce n'est là qu'une hypothèse, et elle n'exclut point la suivante :

En supposant la maladie développée à un certain degré, n'est-il pas possible de se tromper dans son diagnostic ? Assurément personne n'a la prétention d'être infaillible, et l'on sait qu'il existe une forme d'*angine couenneuse simple* qui offre beaucoup de ressemblance avec l'*angine diphthéritique*, accompagnée, comme celle-ci, de gonflement des ganglions sous-maxillaires, si bien qu'on peut dire avec Trousseau (1), que « la question ne peut quelquefois être tranchée que par la dangereuse tendance de l'angine diphthéritique à se propager des tonsilles aux parois du pharynx et aux canaux de la respiration. Aussi, en temps d'épidémie, lorsque le diagnostic est indécis, faut-il s'empresser d'agir dans tous les cas comme si l'on avait à combattre la vraie diphthérie. » C'est ce que M. Trideau a probablement fait, et cela avec d'autant plus de raison que Trousseau ajoute : « Rappelez-vous que l'angine couenneuse commune peut devenir le point de départ d'une angine de mauvaise nature. »

Mais supposons que le diagnostic n'ait pas été un seul instant indécis et qu'il se soit agi, dans chaque observation, de la diphthérie confirmée, en résulte-t-il que la guérison doive être attribuée à l'action des balsamiques exclusivement ? Non, ici encore *le post hoc ergo propter hoc* ne serait point suffisamment justifié.

Elles sont rares, en effet, les épidémies qui sévissent partout et en tout temps avec la même intensité. Rien de plus variable que les ravages qu'elles font suivant les lieux et le moment de leur cours : ici elles sont bénignes, là très-meurtrières, et souvent ces deux caractères alterneront. Exacerbations et rémissions, voilà les caractères les plus habituels de toute épidémie.

D'ailleurs, en temps d'épidémie diphthéritique, faut-il attribuer au principe infectieux toutes les angines qui

(1) Clinique médicale, t. I, p. 334.

se développent dans le pays? Certes non, pas plus qu'il ne faut regarder comme étant de nature syphilitique toutes les angines, toutes les iritis, etc., qui surviennent chez un sujet syphilitique.

Pour prouver la justesse de cette observation, il me suffira de citer les lignes suivantes de Trousseau (1) : « Ce qui caractérisait les épidémies de l'année 1858, c'était la concomitance des affections couenneuses et des angines diphthéritiques ; » et plus loin : « Non-seulement on voyait l'une des deux affections régner après l'autre, mais dans chaque épidémie partielle on reconnaissait la présence des deux formes pathologiques associées plus ou moins étroitement. » On conçoit maintenant quelle importance acquiert le diagnostic différentiel dans ces cas, lorsque surtout on veut se fixer sur la valeur de la médication que l'on emploie. Quelle différence, en effet, dans les résultats que l'on obtiendra, si l'on confond ou si l'on sépare les deux espèces d'angines! Dans le cas d'angine couenneuse, la guérison spontanée est la règle; dans le cas de diphthérie, au contraire, le pronostic est toujours grave. Les observations de MM. Trideau sont muettes sur ce point.

Cependant il ne faut pas oublier que cette gravité n'est pas toujours la même, elle dépend du génie épidémique; certaines épidémies, même, ne sont pas meurtrières, car Trousseau cite des cas où « la forme bénigne prédomine, où sur près de 400 malades, on compte à peine 30 décès; dans l'arrondissement de Gourdon, où la mortalité fut de 1 sur 100. » Si donc M. Trideau a eu affaire à une épidémie qui, meurtrière au début, a

(1) Loc. cit.

sur sa fin acquis la bénignité dont parle Trousseau, il n'y a rien d'étonnant dans sa statistique, et les balsamiques n'ont eu ici, malheureusement, qu'une part bien minime dans la guérison.

D'ailleurs M. Trideau fait une restriction que je trouve bien grande; il dit : « Toutefois, on doit établir une distinction capitale entre le croup d'emblée et le croup qui se manifeste consécutivement à l'angine pseudo-membraneuse. Ce dernier, en effet, *il faut le reconnaître, est presque toujours rebelle à toute espèce de traitement, tandis que le croup d'emblée a toujours cédé à l'emploi des balsamiques,* » pourvu, toutefois, qu'on les administre avant cette période de la maladie où « le malade est désespéré et que toute médication est fatalement condamnée à l'impuissance. »

Mais, en réalité, ne peut-on se demander si ce n'est point reconnaître implicitement que la médication est sans effet, alors que l'erreur du diagnostic n'est plus possible?

Au contraire, « ce que nous pouvons déclarer hautement, c'est que, administrée pendant la première ou la deuxième période de la maladie, notre médication a constamment amené une prompte guérison. »

Mais à cette période il est beaucoup de cas où un médecin, si exercé qu'il soit, a le droit, le devoir même, de ne point se prononcer sur l'espèce d'angine qu'il a à traiter. Il peut avoir affaire à une angine diphthéritique comme à une angine couenneuse simple, à une angine herpétique ou à une angine striduleuse. Je croirais volontiers à l'existence d'une de ces dernières affections, si, après l'administration des balsamiques, mon malade était plongé dans le « sommeil profond et prolongé » dont nous avons parlé, et si « la convalescence était toujours de courte durée. » Et j'ajouterai que dans ces cas: *Naturam morborum curationes ostendunt.*

Pourquoi aussi, après avoir posé comme règle que le croup consécutif à l'angine pseudo-membraneuse est « rebelle à toute médication, » l'auteur ne cite-t-il que des observations d'angines couenneuses avec ou sans croup, où le traitement a été couronné par le succès? Il y a là une contradiction flagrante entre les faits et la loi qui les régit.

Enfin, M. Trideau est-il certain que les enfants dont il parle aient pris le copahu et le cubèbe comme il les avait prescrits? Quand on y a goûté, par curiosité, on est porté à en douter, et, quand on les a vu administrer aussi souvent que moi à l'hôpital Sainte-Eugénie, on n'en doute plus. Dans les hôpitaux, pourtant, ces préparations sont présentées aux malades par des mains qui en ont une grande habitude, et il est bien rare qu'un enfant en prenne plusieurs fois de suite, malgré toute l'adresse qu'on y met. Là aussi les gardes-malades n'ont aucun intérêt à déguiser la vérité, et ne craignent pas de froisser le médecin en lui disant que l'enfant a refusé sa drogue. Dans le monde c'est bien autre chose. A moins que les enfants de la Mayenne ne soient d'une docilité toute particulière; ce serait à voir.

Mais qu'importent les idées doctrinales, qu'importe le plus ou moins de probabilité des hypothèses, tout doit s'incliner devant la brutalité du fait!

Eh bien, quel est ce fait?

Le copahu et le cubèbe ont été essayés dans les hôpitaux de Paris par beaucoup de médecins, et il n'y en a pas un, aujourd'hui, je ne crains pas d'être démenti, qui y ait réellement confiance. Quelques-uns d'entre eux y ont même renoncé.

M. Bergeron, mon maître, l'a employé avec une persévérance au-dessus de tout éloge, et, s'il y a encore recours quelquefois, c'est uniquement « pour l'acquit de sa conscience; » si bien que ce maître me faisait l'honneur de me dire, à propos de la dernière épidémie : « Nous sommes arrivés à cette conclusion, que notre unique espoir est dans l'isolement. »

Cependant je trouve dans une thèse de 1870, thèse de M. Moreau, ces conclusions :

« 1° L'angine diphthéritique guérit très-bien par l'emploi du cubèbe ;

« 2° Le cubèbe agit efficacement dans le croup; on donnera ce médicament le plus près possible du début de la maladie, dans le cours de la première période. »

Ces conclusions sont tirées d'une soixantaine d'observations et de statistiques qui donnent une moyenne de 38,2 0/0 de guérisons chez les diphthéritiques traités par les balsamiques, alors que, dans d'autres hôpitaux, on n'a que 26,9 0/0 et 19,5 0/0.

Je ne me permettrai point de discuter ces observations, qui ont été prises sous la direction de M. Bergeron, je me contenterai de faire ces quelques réflexions :

Quoi de plus étrange, parfois, que les moyennes des statistiques ? Pourquoi cette moyenne ne reste-t-elle pas toujours supérieure aux autres? Pourquoi enfin ce cri de désespoir, que l'on sait, dans la bouche de M. Bergeron ?

Que reste-t-il maintenant du « vrai traitement de la diphthérie? » Autant que des autres, à peu près rien. Mais c'est du scepticisme ! diront d'auçuns. A ceux-là je répondrai qu'en matière de thérapeutique, entre le sceptique et le naïf il n'y a souvent de place pour personne.

Quoi qu'il en soit de l'efficacité des balsamiques contre la diphthérie, toujours est-il que ceux-ci ont encore des partisans dans la Mayenne.

Je trouve, en effet, dans le *Journal médical de la Mayenne* (1) un rapport au préfet sur une épidémie de croup, et dont les passages suivants m'ont frappé. Je ne puis me défendre de les reproduire.

Après avoir conseillé :

« Poivre cubèbe en poudre fraîchement préparée, 12 à 30 gr., selon l'âge.
Eau.................................... } āā 90 gr »
Sirop quelconque, orgeat, par exemple....... }

Le rapporteur ajoute : « Naturellement je conseillai en outre une nourriture très-fortifiante et l'usage des toniques, comme le vin de quinquina. »

Qu'en est-il advenu ? « Dès le lendemain, mon confrère essayait le nouveau remède, et, ce jour aussi, la mortalité était complètement arrêtée. Je dis complètement, bien que quatre malades soient morts depuis cette époque, puisque l'un d'eux n'a été traité que par des gargarismes à l'alun, et que les trois autres ont absolument refusé de prendre le médicament. »

Ainsi ici, le cubèbe a eu la vertu d'un *spécifique;* tous, sans exception, ont été guéris. Le mercure dans la syphilis, le sulfate de quinine contre la fièvre intermittente, restent bien pâles à côté du cubèbe dans la diphthérie.

Or, les renseignements que j'ai pris dans le pays me portent à croire qu'ici, comme ailleurs, les enfants ont

(1) 1re année, n° 3, juin 1873.

refusé de prendre la drogue à laquelle on attribue leur guérison.

Je me permettrai, en conséquence, d'appliquer ici encore les quelques réflexions que m'a inspirées la lecture des observations de M. Trideau, et de dire que les partisans des balsamiques ne sont pas plus en droit d'attribuer à ces médicaments l'extinction des épidémies qu'ils ont observées, que ne l'était Trousseau, dont l'observation en vaut bien une autre, de conclure que les cautérisations avec « un mélange d'alun et d'eau vinaigrée » avaient mis un terme aux progrès de l'épidémie citée plus haut. Non, dans tous ces cas, le mal était épuisé. C'est la conclusion la plus sage et la plus proprobable. Ou bien je n'ai qu'à terminer par cette exclamation à l'adresse de la Mayenne : heureux climat! heureuse population !

Sur ce sujet, voici l'opinion de Grisolle : (1)« Rien n'a réussi dans la diphthérite véritable, les succès que quelques-uns disent avoir obtenus, et qu'ils ont si bruyamment annoncés, sont imaginaires, car ils ont été manifestement obtenus contre l'angine pultacée ou l'angine herpétique, affections bénignes, et que tant de médecins confondent encore aujourd'hui avec l'angine diphthéritique, au grand détriment des malades. »

Est-ce à dire que l'expectation soit la règle dont on ne doive jamais sortir? Assurément non, et je crois qu'une intervention dégagée de tout parti pris et reposant sur l'observation minutieuse des symptômes, et une appréciation juste de ceux-ci peut rendre de grands services aux malades.

C'est ce que nous allons examiner maintenant.

(1) Traité de Pathologie interne. Tome 1er, page 290.

II

La meilleure manière de combattre une épidémie serait assurément de l'éteindre dans son germe. La chose n'est pas facile ; néanmoins, dans une maladie comme la diphthérie, contre laquelle toutes les drogues viennent échouer à tour de rôle, on ne saurait trop attacher d'importance au traitement prophylactique, même dans le département de la Mayenne.

Prophylaxie. — Une seule mesure me semble vraiment efficace, c'est l'*isolement.* Je conseillerais donc, sitôt qu'un enfant serait atteint de diphthérie, d'éloigner de lui tous les autres enfants de la maison, d'envoyer ceux-ci le plus loin possible du toit paternel, et là, dans leur nouvelle résidence, je les soumettrais à une sorte de quarantaine, de crainte que, ayant emporté le germe de la maladie, ils ne communiquassent celle-ci à ceux qui leur auraient offert l'hospitalité; ce qui serait étendre le mal au lieu de le limiter.

J'engagerais, d'autre part, vivement les voisins à bien observer leurs enfants, et, dans tout ce qui pourrait faire craindre un mal de gorge suspect, je les engagerais, dis-je, à isoler le petit malade et à commencer bien vite le traitement que l'on va voir.

Traitement général. — Quel que soit le cas, il y a un fond de traitement qui ne doit jamais varier, et sur lequel, du reste, tous les praticiens sont d'accord, sans excepter les partisans des balsamiques, qui le recommandent même fortement : je veux parler du traitement tonique.

Il s'agit, en effet, d'un organisme qui est ébranlé, dans son entier, par un principe infectieux spécial. L'attaquer corps à corps serait, certes, le meilleur moyen de le combattre. Le neutraliser comme un acide neutralise une base serait le rêve des chimiâtres ; mais nous ne le connaissons pas dans sa nature ; ce principe ne se révèle à nous que par des effets locaux et par une débilitation générale qui envahit le malade. Il convient donc d'employer toutes les ressources que possède l'art pour donner au sujet la force de résister jusqu'à ce que son hôte malencontreux se soit épuisé.

Peut-être viendra-t-il un jour où la thérapeutique, qui s'enrichit lentement, il est vrai, mais qui s'enrichit réellement de nouvelles découvertes, arrivera à trouver l'alexipharmaque du poison diphthéritique. Personne ne doit désespérer de ce résultat, car les bornes de notre art s'éloignent chaque jour.

N'a-t-on pas vu, récemment, M. le professeur Lefort traiter certaines opacités de l'œil par les courants électriques, et obtenir des guérisons complètes dans des cas où une opération chirurgicale, et des plus délicates, était regardée comme pouvant seule guérir ces malheureux infirmes. Ainsi, guérison des aveugles par les moyens médicaux, voilà un résultat qui doit encourager le praticien aussi bien que l'homme de science et de laboratoire, et montrer à tous combien grand est le tort de ceux qui s'endorment dans la routine, cette ennemie perpétuelle de tout progrès.

Quand un nouveau procédé pour guérir est annoncé comme étant préférable à ceux connus jusqu'à ce jour, on serait coupable en refusant de l'essayer. On doit l'appliquer sans parti pris, saisir les indications et les contre-indications de son mieux, en varier les modes et les formes et s'arrêter à celles qui sembleront les meilleures. Mais si l'on est déçu dans son attente, toujours et quand même, oh! alors, le nouveau procédé doit être rejeté impitoyablement. C'est en passant par ces idées que l'on est arrivé à adopter, à l'unanimité des médecins, le traitement tonique comme base du traitement de la diphthérie.

Il faut nourrir l'enfant.

Parmi les aliments que l'on doit recommander de préférence, je citerai le lait, le bon lait non écrémé, tel qu'il sort du pis de la vache. C'est un aliment complet, agréable, et que les enfants prendront encore volontiers alors qu'ils éprouvent déjà de l'aversion pour toute autre nourriture. Les œufs à moitié crus plutôt que cuits, car l'albumine coagulée est de digestion difficile, sont très-bons. La viande crue, râpée dans du bouillon ou mélangée à des confitures, est aussi un excellent aliment.

Cependant il arrivera souvent que l'on ne pourra déterminer les enfants à en prendre, si surtout on a été assez imprudent pour faire les préparations devant eux. Alors les viandes cuites seront seules possibles. Or, l'espèce de viande, comme le mode de cuisson, n'est pas chose indifférente à considérer. Les viandes rôties, les grillades de bœuf et de mouton doivent être préférées de beaucoup; elles sont plus nourrissantes que les chairs des jeunes animaux. En règle générale, la chair des animaux adultes fournira plus de principes réparateurs que la chair des animaux en voie de croissance.

Comme boissons, les vins vieux; le vin de Bordeaux, de préférence aux vins de Bourgogne, doit être donné aux enfants. Les vins d'Espagne, si l'on était certain de leur qualité, devraient aussi être administrés. Mais l'on sait combien ces vins sont falsifiés, s'ils ne sont parfois fabriqués de toutes pièces.

A côté de ces boissons, il en est une que je crois excellente et que l'on néglige un peu trop, du moins dans les hôpitaux : c'est le café.

L'infusion de café est une délicieuse boisson que l'on prend avec plaisir au milieu de la plus florissante santé, et qui est susceptible de rendre des services réels dans l'état de maladie.

Ce n'est pas seulement une consommation de luxe; c'est à la fois un aliment et un médicament. Une tasse de café bien fait soutient bien plus qu'un bol de bouillon; qu'on se le dise bien; car, dans le monde, c'est l'idée contraire qui règne à peu près sans partage.

Comme médicament, c'est un stomachique, un excitant des plus certains; personne n'en peut douter.

Tout le monde ne sait pas faire le café, et pourtant ses propriétés dépendent en partie de la façon dont il a été préparé. La poudre ne doit être faite qu'au fur et à mesure des besoins, et l'infusion ne doit point être soumise à des ébullitions répétées comme le font certaines gens.

Le formulaire des hôpitaux indique les proportions suivantes :

Café torréfié.	20 gr.
Eau bouillante.	1000 »

Cette infusion est évidemment trop faible. Beaucoup de ménagères ont de la tendance à l'adopter, mais pour les malades elles doivent être un peu moins parcimonieuses; une fois n'est pas coutume.

Comme préparations pharmaceutiques, le vin de quinquina, les potions cordiales ou de Tood peuvent rendre de grands services.

Enfin, il n'est pas jusqu'aux lavements de bouillon et de vin, précédés d'un lavement que le malade rendra, qui ne puissent recevoir une application utile lorsque le malade refuse absolument toute nourriture, et que l'on a à craindre des accidents par l'introduction d'une sonde œsophagienne jusque dans l'estomac.

Indications fournies par l'étude des symptômes.— Si l'on se tenait au traitement général, tonique, par la raison que l'on ne connaît point le spécifique de la diphthérie, on priverait le malade d'une partie des ressources de l'art; car la science, même dans l'état actuel de nos connaissances, n'a pas encore dit son dernier mot. Il y a, en effet, les symptômes à examiner; ceux-ci peuvent fournir des indications précieuses à recueillir.

La maladie est au fond la même chez tous; cependant elle affecte souvent une marche spéciale dépendant de l'âge, du sexe du sujet, des conditions hygiéniques où il se trouve, des idiosyncrasies, et du plus ou du moins de résistance qu'il peut offrir, soit qu'il ait été atteint au milieu d'une santé parfaite ou qu'il ait été déjà affaibli par une maladie antérieure, ou enfin pour mille raisons qui nous échappent. On conçoit, dès lors, que des variations, même considérables, peuvent se montrer dans la marche de la maladie, et laisser, par suite, une certaine prise aux moyens médicaux. Ceci est de toute évidence.

Il est donc de la plus grande importance de se livrer à un examen complet du malade; tous les organes, toutes les fonctions doivent être successivement passés en revue. C'est aussi ce que l'on fait généralement. Cependant, qu'on me permette de dire que l'examen du cœur est souvent négligé; on ne songe qu'aux voies respiratoires, et, si l'on y trouve quelques lésions, on est trop porté à leur attribuer tous les symptômes asphyxiques qui dominent la scène.

Indications fournies par l'examen du cœur. — Ce n'est pas là une hypothèse purement gratuite; c'est une remarque que j'ai faite dans plusieurs cas que j'ai vus, et qui résulte aussi des observations de diphthérie qu'on trouve dans les auteurs.

Cette négligence est préjudiciable au malade. Qu'on sache, en effet, qu'un grand nombre des diphthéritiques meurent par le cœur. La bonne thèse (1) de mon excellent ami, le Dr Robinson Beverley, *sur la thrombose cardiaque dans la diphthérie*, en donne une preuve certaine.

Sur 17 autopsies qu'il a faites, avec un soin et une patience toute britannique, et au plus grand nombre desquelles j'ai assisté, il est arrivé à cette conclusion : « Nous pouvons dire avec assurance, que dans toutes, nous avons trouvé des résultats pathologiques tels que, réunis aux symptômes qu'à présentés le malade pendant la vie, ils nous permettent d'affirmer que la mort est arrivée dans le cours ou à la suite de manifestations diphthéritiques; dans toutes nous avons trouvé des caillots dans le cœur, et sept ou huit fois c'étaient des caillots fibrineux plus ou moins résistants. » Ces caillots contenaient plus de fibrine, dit-il, que la couenne de saignée dans les maladies inflammatoires. C'est assez dire qu'ils se sont formés pendant la vie.

Si donc l'on arrive, par l'étude des signes et des symptômes, à soupçonner la formation de caillots dans le cœur, n'est-il pas logique de recourir aux médicaments qui ont une action dissolvante sur la fibrine et aussi à ceux qui exercent une action tonique sur le cœur?

(1) Thèse de Paris, 1872.

Cette idée ressort d'elle-même des conclusions que je viens de rappeler, et non d'un amour immodéré pour les médicaments.

Mais il pourrait sembler que je tombe ici dans le travers que j'ai reproché à d'autres, *la foi trop grande en la thérapeutique rationnelle;* et l'on me dira qu'en dissolvant la fibrine du sang, qu'en excitant le cœur, je n'atteindrai en aucune façon le poison diphthéritique, celui-ci ne pouvant être modifié que par un spécifique, je serais donc un polypharmaque qui ferais de la médecine des symptômes.

La réponse est facile. La trachéotomie dans le croup, est-ce autre chose que la thérapeutique du symptôme? Et qui oserait contester l'utilité de cette opération? Obéir au plus pressé, tâcher de gagner du temps pour que l'agent morbifique arrive à s'épuiser avant que le malade ait perdu entièrement ses forces, voilà tout simplement ce que je me proposerais en stimulant le cœur. Cette idée appartient à Jenner; puisse-t-elle, une fois plus répandue, être aussi féconde en heureux résultats que l'a été la vulgarisation de la trachéotomie!

Mais il est bien difficile de diagnostiquer la formation de concrétions cardiaques chez les diphthéritiques, c'est ce qu'il résulte des travaux des auteurs tels que MM. Ball, Bucquoy, Raynaud, Robinson Beverley, qui s'en sont occupés, cependant il faut y songer, dès qu'aucune lésion pulmonaire ne viendra expliquer l'asphyxie, et, si l'on arrivait à en faire le diagnostic, on pourrait d'une part essayer les névrosthéniques, et d'autre part l'on serait fixé sur le peu de chances de succès qu'offrirait la trachéotomie.

Pour ausculter le cœur on peut se servir du stéthoscope, mais non à la façon de certains élèves qui, à partir du jour où ils ont fait l'acquisition d'un de ces instruments, ne connaissent plus d'autre auscultation. Or il est certain, pour moi, que l'auscultation immédiate est préférable. Le stéthoscope permet de limiter les bruits du cœur, mais il empêche d'entendre les bruits très-faibles perçus par l'oreille appliquée directement sur la région précordiale. J'ai vérifié ce fait plus d'une fois. Chez les enfants, l'auscultation immédiate est toujours possible.

Est-il prudent de toujours commencer un traitement préventif de la thrombose cardiaque? Comme nous ne connaissons pas la cause de l'inopexie, je crois, avec M. Bucquoy et mon ami B. Robinson, que, dans la majorité des cas, on rendrait un mauvais service aux malades. Les alcalins, les boissons mucilagineuses que l'on donnerait, viendraient ajouter leur action débilitante à celle déjà trop puissante du poison diphthéritique. D'ailleurs, si l'on rencontre, à l'autopsie, des coagulums fibrineux dans le cœur, il est bien plus fréquent d'y trouver du sang diffluent. On s'exposerait donc à être plus souvent nuisible qu'utile; c'est assez dire que le traitement prophylactique doit être rejeté en thèse générale.

Que penser du traitement curatif? Le procédé de Richardson, consistant à pénétrer dans l'oreillette droite par la veine jugulaire externe droite, et à retirer, à l'aide d'un crochet, le caillot que l'on y trouverait, me semble empreint d'une légère teinte de sauvagerie et je doute fort qu'il ait des partisans chez nous. Le traitement médical mérite seul de fixer notre attention.

Lorsque des concrétions fibrineuses se sont formées

dans le cœur, on peut espérer qu'elles se résorberont, puisque MM. Bouillaud, Barthe, Roger, Racle et d'autres auteurs en ont vu disparaître. Cependant ce ne sont là que de rares exceptions, et il est bon de chercher à intervenir.

Mais, à ce moment, le malade est déjà bien compromis, le plus souvent il est enlevé avant que les médicaments aient eu le temps de diminuer la crase du sang. Les alcalins, en effet, ne sont efficaces qu'à la longue ; les mercuriaux, il est vrai, peuvent agir plus rapidement, et c'est à eux que je m'adresserais. Je donnerais volontiers le calomel à dose fractionnée, et Trousseau le recommande, mais dans un autre but. Dans les cas de croup, où les vomitifs sont souvent si utiles par l'action mécanique qu'ils déterminent, je choisirais de préférence le tartre stibié malgré l'opinion contraire de Trousseau, qui, comme je viens de le dire, ne connaissait pas, il est vrai, la fréquence de la thrombose cardiaque dans la diphthérie. L'émétique déterminera des vomissements énergiques qui pourront dégager le larynx et produire peut-être sur le sang l'action « contro-stimulante, antiplastique et dissolvante de la fibrine » dont parle M. Bouchut. Quant aux accidents occasionnés par le tartre stibié, je crois qu'on se les exagère beaucoup.

Mais c'est surtout le cœur qui est susceptible d'être favorablement impressionné par les agents de l'art. Si les battements manquent d'énergie, la digitale pourra être utile. Pour stimuler les nerfs du cœur, quoi de meilleur que la noix vomique, la fève de Saint-Ignace et toutes les préparations qui contiennent de la strychnine ? Jenner et B. Robinson les conseillent. Mais on ne peut avoir d'opinion arrêtée sur la valeur réelle de cette thérapeutique, les essais qui en ont été faits n'étant pas assez nombreux.

En voici deux observations que nous avons recueillies à Sainte-Eugénie, sous la direction de M. Bergeron, et qui ont déjà été publiées dans la thèse de mon ami B. Robinson. Ce sont les observations 9 et 10.

I

Croup. — Opération. — Guérison. (Recueillie dans le service de M. Bergeron.)

Le nommé Gadoud (Eugène), âgé de 3 ans, est entré le 1er juin 1871 à la salle Saint-Joseph, dans le service de M. Bergeron. Cet enfant est malade depuis quatre jours. Il a d'abord toussé. Depuis avant-hier, la toux est devenue rauque; le médecin appelé l'a fait vomir avec l'émétique. Pas d'amélioration; deux vomitifs avec l'ipéca ont été donnés ce matin : point d'effet utile. L'enfant a eu des accès de suffocation chez lui et dans la salle avant l'opération. Pas de fausses membranes rejetées; pas de cautérisation; pas de croup à la maison. L'enfant était asphyxiant lorsqu'on l'a opéré à trois heures et demie de l'après-midi.

Soir. P. 132; R. 48. L'opération a été faite rapidement sans accident. Perte de sang peu considérable, deux petites fausses membranes rendues après l'ouverture de la trachée, soulagement immédiat, pas de diarrhée. L'enfant a vomi l'ipéca pris avant l'opération. Inspirations régulières, silencieuses, chaleur de la peau modérée, pas d'écoulement nasal, pas d'engorgement ganglionnaire, rien sur l'isthme, ni sur les amygdales, ventre souple, pas d'éruption sur le corps, quelques traces de rachitisme, rien aux poumons ni au cœur.

2 juin. P. 134. Peau modérément chaude, respiration tout à fait calme. R. 42. Toux rare, nuit bonne, gargouillement dans les efforts de toux, pourtour de l'isthme sans rougeur et sans exsudation, et dans les efforts provoqués par l'examen de la gorge, l'enfant a émis un son glottique, respiration très-ample et très-pure, pas d'albumine dans les urines. — Saccharure de cubèbe 10 gr., lait.

Le 3. P. 136, R. 48. La journée et la nuit ont été bonnes. Ce matin, l'enfant est dans un état parfait, mais sans gaîté. La plaie a bon aspect, à part une petite teinte grisâtre tout à fait en bas. Le pourtour de la plaie est un peu tuméfié, l'expansion vésiculaire est très-ample. *L'enfant a refusé le saccharure,* on le supprime.

Le 4. La matinée avait été calme; vers une heure, l'enfant a été pris d'une quinte de toux très-violente, et au moment où on a mis la canule, il a rejeté un tube membraneux de 2 centimètres de long; il a été calme ensuite et a sommeillé. P. 124, R. 52, très-irrégulière. Râles disséminés des deux côtés, pas de différence de sonorité; expansion vésiculaire assez large. Le pourtour de la plaie est tuméfié et est marqué d'une teinte érythémateuse. Le fond de la plaie est grisâtre et la suppuration abondante. La fausse membrane qui recouvre l'amygdale droite s'est en partie détachée, et il ne s'en est pas formé sur d'autres points.

Le 5. P. 124, R. 48, très-irrégulière. Resté hier jusqu'à trois heures sans canule; il l'a gardée depuis ce temps jusqu'à ce matin; il n'a point rendu de fausse membrane; alimentation suffisante. Les râles de bronchite persistent des deux côtés, plus à gauche qu'à droite ; mais indépendamment des râles muqueux, on entend par moments un bruit moins humide qui rappelle le bruit de drapeau. La rougeur du pourtour de la plaie n'a point changé ; elle est tout à fait indolore, il s'est formé au-dessous de la plaie une petite éruption. Le fond de la plaie est grisâtre, et cet état anatomique explique très-bien la coloration noire de l'extrémité antérieure de la canule; pas d'albumine dans les urines. — Sirop de quinquina.

Le 6. R. 44. Les mêmes phénomènes d'asphyxie se sont produits hier dans l'après-midi et ont nécessité la réintroduction de la canule. La sonorité reste normale, et dans le poumon droit l'expansion vésiculaire est assez pure. A gauche, la transmission du bruit de gargouillement est un peu plus éclatante dans le tiers supérieur que dans les autres points de la poitrine. L'éruption vésico-pustuleuse du thorax s'est encore étendue. La plaie donne issue à un pus foncé, et sur plusieurs parties de la plaie on trouve des points grisâtres évidemment mortifiés. La canule est complètement noire. Le chocolat a passé un peu par la plaie. — Potion avec le sirop de quinquina, eau 60 gr., rhum 30 gr.

Le 7. P. 116; température de la peau bonne. Resté sans canule jusqu'à sept heures du soir. Nuit bonne, alimentation suffisante. La respiration est assez ample; quelques râles humides. Au sommet droit, la transmission du bruit trachéal est un peu plus bruyante que du côté gauche. L'aspect de la plaie est plus satisfaisant, le pourtour est moins rouge; les bords de la plaie tendent à se renverser en dedans, celle-ci n'est blanche aujourd'hui que par plaques dont une paraît être le résultat de la cautérisation d'hier. — Cautérisation au nitrate d'argent.

Le 8. P. 112. Le visage a pâli depuis hier matin, cependant l'alimentation a été suffisante. L'enfant est resté sans canule jusqu'au soir, remise par prudence. Ce matin, la plaie gargouille et donne un mucus moins purulent qu'hier, et malheureusement mélangé de chocolat. Les plaques grisâtres de la plaie ont encore diminué. La résonnance est bonne partout, excepté au sommet droit en arrière où la transmission du bruit trachéal est moins marquée que partout ailleurs.

Le 9. P. 132, R. 77. Le visage a sensiblement pâli depuis hier, physionomie souffreteuse. A la percussion, on trouve une légère diminution du son au sommet droit, on trouve aux deux sommets une transmission presque soufflante du bruit trachéal. La plaie s'évase, mais les plaques grisâtres ne sont pas renouvelées, et en effet la canule était à peine noircie; la canule n'a été remise hier qu'à minuit. Il est sans canule depuis six heures ce matin. — Sirop d'ipéca, 20 gr.; poudre d'ipéca, 30 centig.; noix vomique, 0,05 centig. en cinq paquets.

Le 10. P. 140, R. 68. Visage très-pâle; resté sans canule depuis vingt-quatre heures. L'obscurité relative du son au sommet droit persiste, et le bruit respiratoire est marqué par la transmission du bruit trachéal; quelques râles disséminés dans la poitrine. Le gargouillement est toujours très-abondant. Le fond de la plaie est très-pâle, mais sans plaques grisâtres. — Continuer les 0,05 cent. noix vomique.

Le 11. P. 132, R. 60. Le visage est mou, pâle. La journée a été bonne, mais le fait à signaler est la fréquence de la toux et le passage des liquides dans la trachée. L'obscurité du son dans le tiers supérieur du poumon droit persiste, et la transmission soufflante du bruit trachéal est plus nette. Dans le reste de la poitrine, on trouve quelques râles discrets et une expansion vésiculaire incomplète. Les bords de la plaie sont toujours évasés, mais la surface est plus rose, le travail de dissection semble arrêté. L'appétit s'est maintenu. — Continuer la noix vomique et le rhum.

Le 12. P. 140, R. 56. L'enfant a pâli et maigri depuis hier. Statu quo.

Le 13. P. 132. La physionomie ne s'est pas améliorée; l'enfant est toujours pâle. La nuit a été agitée par la toux. La plaie, qui est complètement détergée, est rosée ce matin. Les signes physiques n'ont pas changé. — Continuer le traitement.

Le 14. R. 42. L'expansion vésiculaire est très-incomplète ce matin, surtout à gauche ; quelques bulles de râles muqueux à la base du poumon gauche, et toujours vers le sommet droit le bruit de transmission trachéale plus marqué. La plaie s'est comblée à la poche antérieure; elle donne toujours un muco-pus abondant. L'enfant continue à s'étrangler. — Continuer le traitement.

Le 15. P. 144. L'enfant ne prend que les aliments solides et la noix vomique. La plaie s'est comblée surtout dans le fond, et les bords se sont rapprochés. — Supprimer la potion alcoolique.

Le 18. P. 144. L'enfant a parlé un peu à plusieurs reprises. La plaie a très-bon aspect. Le mieux continue.

Le 17. P. 136. Température normale de la peau. Un peu d'agitation cette nuit (chaleur ambiante excessive). La plaie est restée stationnaire.

Le 18. P. 112. L'enfant est levé et très-gai.

Le 20. P. 120. L'enfant continue à bien manger, et on peut le considérer comme convalescent. On trouve toujours de l'obscurité du son dans la fosse sous-épineuse droite. Il importe de noter aujourd'hui que la toux est incomplète, et telle qu'on l'observe chez les enfants qui vont se paralyser. L'air ne passe pas par la plaie qui n'est pas complètement fermée. — Continuer la noix vomique. Extrait quinquina, 2 gr.

Le 21. P. 124. Toute la journée hier, l'enfant a été en proie à une toux quinteuse, physionomie mauvaise ce matin. On a à la base gauche, avec une légère diminution de son, de la rudesse dans l'inspiration avec un peu de souffle à l'expiration. La toux est des plus énergiques aujourd'hui. — Continuer le traitement.

Le 22. La toux quinteuse de la veille ne s'est pas continuée. On ne trouve pas ce matin à la base gauche la respiration soufflante constatée hier. La plaie s'est encore rétrécie et est marquée par une petite croûte.

Le 23. Sorti guéri.

II

Croup diphthéritique. — Trachéotomie. — Guérison (Recueillie dans le service de M. Bergeron.)

Le nommé Berger (Paul), âgé de 7 ans et demi, est entré à la salle Saint-Joseph dans le service de M. Bergeron le 21 juin 1872.

Cet enfant a toujours été faible, délicat, mais jamais il n'a été assez souffrant pour garder le lit. Il y a huit jours, les parents ont remarqué que l'enfant toussait et avait de la fièvre. Inquiets, ils ont appelé un médecin, qui a prescrit un vomitif. Pas d'amélioration sensible. Deux jours après l'administration du vomitif, la voix a changé de ton; elle est devenue rauque. L'enfant a eu quelques accès de suffocation pendant qu'il était encore à la maison. Hier soir, il a rendu des fausses membranes dans une quinte de toux. On conseille au père, ce matin, d'amener son enfant à l'hôpital.

Soir. P. 144, R. 44. L'enfant a été transporté à l'hôpital vers neuf heures un quart. Il était à la troisième période. On l'a opéré de suite. L'opération a été très-longue, très-pénible. L'incision a été faite sur le côté de la trachée; l'enfant a perdu beaucoup de sang. Une fois la canule entrée dans la trachée, l'hémorrhagie s'est arrêtée, le soulagement a été manifeste. L'enfant a rendu plusieurs fausses membranes pendant l'opération; pas de rejet depuis. Il a pris du potage avec plaisir après-midi et a sommeillé assez tranquillement. Pas de diarrhée. La peau est très-chaude; la canule gargouille moyennement. Pas de fausses membranes sur les amygdales, langue saburrale. Léger empâtement sous-maxillaire, accompagné d'endolorissement du côté droit. Pas d'engorgement ganglionnaire bien notable; pas d'écoulement nasal; emphysème assez étendu, surtout du côté de la joue droite. A l'auscultation de la poitrine, le murmure vésiculaire est ample, enroué aux deux bases.

Le 22. P. 136. La nuit a été très-calme, l'enfant est sans canule depuis cinq quarts d'heure. Il parle d'ailleurs très-clairement. La résonnance de la poitrine est un peu obscure partout, et le murmure vésiculaire est partout marqué par un rhonchus trachéal, seulement on le perçoit un peu plus à droite qu'à gauche. L'emphysème sous-cutané a disparu du visage et n'existe plus qu'aux régions sous-claviculaires. L'appétit est excellent.

Le 23. P. 140. Peau brûlante. Vers midi et demi, hier, la respiration s'est embarrassée, et la canule a été réintroduite. R. 48. La toux est assez fréquente, très-catarrhale, la canule gargouille et donne issue à une quantité considérable de pus. A droite, le bruit d'inspiration est ample; à gauche, il est rude; la résonnance est normale des deux côtés. La canule est fortement noircie, la plaie est grisâtre, quelques points même violacés. L'emphysème sous-cutané est un peu plus marqué à la région cervicale mais moins à la région sous-claviculaire. L'alimentation a été suffisante. Pas de diarrhée.

Le 24. P. 132. La canule a été remise deux heures après la visite, par précaution, et n'a été retirée que ce matin. La peau est brûlante. R. 28. L'appétit se maintient ; la déglutition se fait sans difficulté et sans rejet par la plaie. Le son est obscur à la base du poumon gauche, et en ce même point on entend un peu de respiration soufflante aux deux temps. Dans le reste du poumon, l'air pénètre assez librement et produit quelques râles humides et quelques rhonchus. La canule est encore noircie, seulement à la partie antérieure et dans une étendue moindre qu'hier. La plaie est en effet moins grise. — 4 ventouses sèches à la base gauche, en arrière ; macération, 10 centigr. de poudre de digitale.

Le 25. P. 156, R. 40. Depuis vingt-quatre heures sans canule. L'appétit s'est maintenu, mais il a eu cinq selles diarrhéiques. La submatité occupe tout le côté gauche, et le souffle, que l'on trouvait encore peu accusé à la base gauche, est aujourd'hui remonté dans le lobe supérieur du même côté ; beaucoup plus accusé, il a disparu à la base. La plaie a un aspect déplorable, toute la surface est grisâtre et comme pultacée; mais lorsqu'on passe le pinceau à sa surface, on enlève facilement le pus, et on trouve au-dessous une surface pâle et rosée. — 5 ventouses. On prescrit la noix vomique et on supprime la digitale. Décoction blanche de Sydenham. Potion alcoolique. Œufs, potages.

Le 26. P. 116, R. 33. A gauche, la matité du sommet persiste. A la région moyenne, on trouve un peu de résonnance, puis la matité se trouve en bas moins accusée qu'au sommet. Du haut en bas, on trouve le souffle beaucoup plus accusé qu'au sommet ; en bas le souffle est lampé et doux. Dans les efforts de toux, on entend profondément de grosses bulles humides. Les vibrations thoraciques manquent complètement à la base gauche ; elles sont au contraire exagérées dans la partie supérieure. Il est vrai qu'à la base droite on ne les perçoit pas non plus, et que dans la partie supérieure du poumon droit elles sont beaucoup plus faibles que dans le poumon gauche. L'appétit s'est maintenu, mais les selles diarrhéiques ont persisté. La plaie se comble ; elle a une teinte rosée moins pâle qu'hier. On retrouve encore un peu d'emphysème cervical. — Continuer le traitement.

Le 27. La peau est brûlante. P. 116, R. 36. La matité et le souffle persistent au sommet droit, et le bruit d'expiration devient soufflant. La plaie se comble peu à peu. La teinte reste rose. — Continuer la noix vomique.

Le 28. P. 134. Peau sèche et brûlante ce matin. Persistance absolue des signes physiques. La plaie est plus béante qu'hier. Le travail de réparation est évidemment arrêté. La suppuration est abondante, et on retrouve sur la compresse encore un débris de pseudo-membrane. — Poudre d'ipéca, 50 centig. en deux prises ; macération de digitale ; vésicatoire.

Le 29. P. 124. Peau très-chaude. L'obscurité du son est très-marquée à droite. — Continuer la digitale, la noix vomique, le lait.

Le 30. P. 100. Peau beaucoup moins chaude. La résonnance est la même, très-atténuée à gauche, mais moins obscure au côté droit, d'où le souffle a presque complètement disparu. On trouve surtout l'expiration soufflante. A gauche, il a notablement diminué d'intensité au sommet, mais il reste très-aigu dans les deux tiers inférieurs. Alimentation légère, diarrhée moins fréquente. L'enfant est très-pâle ce matin et a l'air souffreteux. La plaie reste stationnaire et donne toujours issue à une quantité considérable de muco-pus. — Continuer la digitale et la noix vomique.

1er juillet. P. 112. La plaie s'est rétrécie sensiblement ce matin et a donné issue à moins de muco-pus. Les signes physiques n'ont pas varié depuis hier, c'est-à-dire que le poumon droit respire bien, excepté au sommet, et qu'à gauche on constate l'absence de vibrations thoraciques. Ce signe, ajouté au caractère du souffle, à la persistance de la matité, atteste la présence d'une couche de liquide.

Le 2. P. 100. Température de la peau beaucoup plus basse qu'hier. L'obscurité du son à gauche est moins complète, le souffle moins marqué, R. 32. La diarrhée persiste, l'appétit se soutient. — 10 centig. seulement de digitale en macération. Noix vomique.

Le 3. P. 96. Le souffle s'entend de plus en plus faiblement. La diarrhée persiste. — Noix vomique, badigeonner la poitrine avec teinture d'iode; eau albumineuse; supprimer la digitale.

Le 4. P. 96. La peau a une bonne température. A l'auscultation à gauche, on trouve encore un peu de souffle, mais moins marqué. Dans les inspirations le fait le plus marqué est l'obscurité à gauche. La plaie tend toujours à se refermer, mais dans les efforts de toux, l'air sort toujours et amène du mucus légèrement teinté de jaune.

Le 5. P. 96, respiration lente. Pas de changement dans la plaie depuis hier. — Supprimer la digitale et continuer la noix vomique.

Le 6. P. 108. Peau assez chaude. La face moins pâle. Pas de selles dans la journée. Deux selles diarrhéiques dans la nuit. La plaie a diminué en hauteur. Pas de changement dans les signes stéthoscopiques.

Le 7. P. 102. La respiration est très-bonne à droite ; à gauche, dans les respirations simples, on n'entend un peu de souffle que dans la région moyenne. Murmure vésiculaire toujours très-obscur à la base. Le travail de cicatrisation n'a pas fait de progrès depuis hier. L'air passe encore. La diarrhée persiste malgré la suppression de la digitale.

Le 8. P. 110. La plaie s'est notablement rétrécie depuis avant-hier. Mais l'air passe encore. La diarrhée persiste, cinq ou six selles hier. — Décoction blanche de Sydenham. Noix vomique, 25 milligrammes.

Le 9. P. 100. L'enfant s'est levé, ce qui peut influer sur le pouls. L'enfant n'a eu que deux selles hier. — Noix vomique.

Le 16. L'enfant est en pleine convalescence ; la diarrhée a disparu ; la plaie est presque complètement cicatrisée; et on peut même constater un certain degré d'embonpoint.

Ainsi, voilà deux enfants atteints de croup d'emblée ; ils sont opérés dans la période asphyxique ; un soulagement considérable en résulte. Bientôt les poumons se prennent et l'état général devient grave, la canule noircit, la plaie prend un mauvais aspect, la fièvre est vive. On prescrit la noix vomique. Après quelques jours de ce traitement, les symptômes inquiétants s'amendent et une amélioration se produit, amélioration qui se continue jusqu'à la guérison. Il serait difficile de dire quelle est la part qui revient à la noix vomique dans ces deux guérisons. Néanmoins j'ai cru devoir citer ces deux observations, les seules où j'ai vu administrer la noix vomique.

Indications fournies par l'examen des voies respiratoires. — L'auscultation des poumons est faite généralement avec un soin extrême ; c'est en effet de ce côté que les complications sont le plus fréquentes.

Je crois devoir m'arrêter ici sur un fait qui n'est pas bien connu, et que nous avons étudié à l'hôpital Saint-Antoine. Voici ce dont il s'agit.

Lorsque l'on veut se rendre compte de la densité du poumon, on fait parler le malade à haute voix. A l'aide de l'oreille appliquée sur le thorax on constate alors soit un retentissement normal de la voix, et l'on conclut à l'état physiologique du poumon ; ou bien, on reconnaît que le timbre de la parole est altéré, qu'il y a bronchophonie ou égophonie, ce qui veut dire augmentation dans la densité du tissu pulmonaire, augmentation due à l'inflammation du parenchyme dans le premier cas, et résultant d'un épanchement dans la plèvre, dans le second cas. Or, si les lésions pathologiques sont légères, il arrivera que, même une oreille exercée ne pourra percevoir cette modification et l'état pathologique échappera au médecin.

Faut-il alors engager le malade à élever la voix pour rendre le bruit morbide plus sensible ? Non, au contraire, il faut dire au malade de parler à voix basse, comme s'il avait une confidence à faire à l'oreille de quelqu'un, et l'on constatera, comme nous l'avons fait, ce qui suit :

Aucun bruit ne parviendra à l'oreille appliquée sur le thorax si le poumon est sain, mais, pour peu qu'il soit augmenté de densité, on entendra nettement de la bronchophonie ou de l'égophonie. Si le malade parle haut on n'entend que la voix à l'état normal.

Ceci paraît impossible de prime abord, mais nous l'avons observé maintes fois, et toujours avec le même succès. Ceux qui ont voulu faire le même examen ont aujourd'hui la même conviction que nous.

Comment expliquer ce fait en apparence si étrange ? Voici l'explication que j'en donne :

Lorsqu'un son se produit autour de nous, les deux oreilles sont impressionnées simultanément et de la même façon, et le cerveau perçoit une sensation unique, la même que si l'appareil de l'ouïe au lieu d'être double était simple. Mais, si l'on fait parler quelqu'un pendant que l'on a l'oreille appliquée sur sa poitrine, les deux nerfs auditifs ne sont point impressionnés semblablement. Or, comme il y a connexité fonctionnelle entre ceux-ci, le cerveau ne perçoit encore qu'une sensation unique, laquelle est, cette fois, la *résultante* des deux expressions différentes des organes de l'ouïe. Supprimons l'une des *composantes,* l'impression venant de l'air sur l'oreille libre, et l'autre *composante* apparaîtra dans toute sa pureté.

C'est ce que l'on fait en disant au malade de parler à voix basse comme je l'ai déjà dit.

Or l'expérience nous a démontré que dans ce cas particulier, l'oreille qui ausculte n'entend absolument rien si le poumon est à l'état physiologique. Mais, s'il est plus dense qu'à l'état normal, il devient conducteur des vibrations laryngiennes que l'oreille perçoit. L'intelligence les apprécie et en fait de la *bronchophonie* ou de l'*égophonie* suivant le cas. Ce procédé est, selon moi, la *pierre de touche* de l'auscultation de la voix. Ma théorie n'est sans doute pas à l'abri de la critique, mais le fait est incontestable.

Cette remarque reçoit ses meilleures applications dans la médecine des enfants, et en particulier dans les cas de croup. Les enfants, en effet, sont loin d'être toujours aussi dociles qu'on le désirerait. Pour beaucoup d'entre eux le médecin est une personne suspecte dont ils doivent se méfier, et, n'ayant pas à choisir entre les moyens de défense, ils se concentrent dans celui qui leur reste, le silence. Impossible dès ce moment d'en tirer une parole.

Mais, la mère, par ses caresses, obtiendra bien une petite confidence à l'oreille; l'enfant ne ferait-il que lui exprimer sa peur, cela suffira au médecin prévenu du fait dont je viens de parler.

Les complications pulmonaires qui surviennent dans la diphthérie ajoutent beaucoup à la gravité déjà grande de la maladie par elle-même. Cependant tout espoir n'est pas perdu et l'on ne doit pas oublier, qu'en obéissant au plus pressé, on peut encore sauver quelquefois l'enfant.

Dans le croup, le danger le plus imminent est l'asphyxie. Comment y remédier? Par la trachéotomie.

Trachéotomie. — A quel moment faut-il pratiquer cette opération? M. Millard (1) dit: « Plus tôt la trachéotomie est pratiquée, plus elle a de chances de succès, » telle est la conclusion d'Archambault, de Trousseau et de tous les médecins de nos jours. A quel moment doit-on regarder l'opération comme faite trop tard? Trousseau n'hésite pas à dire que l'on doit opérer tant que l'enfant respire encore.

Mais faut-il opérer tous les croups? Rilliet et Barthez, et avec eux d'autres auteurs ne regardent point les complications thoraciques comme des contre-indica-

(1) Loc. cit.

tions formelles. Ce qui doit guider le praticien c'est l'étude attentive des symptômes et de l'état général. Si l'on arrive ainsi à cette conclusion que l'asphyxie, par cause mécanique, paraît être le danger principal et le plus prochain, oh! alors, il faut opérer quelle que soit la crainte que l'on ait de ne point réussir.

Si l'on croit que ce qui fait défaut c'est la résistance vitale, ou que l'asphyxie est la conséquence de la formation de coagulums fibrineux dans le cœur, il faut encore opérer; car il est bien difficile d'en être certain d'une façon absolue, et, dût-on enregistrer une mort, que par humanité il faut agir, tout en prévenant la famille de la gravité du pronostic.

Les auteurs citent des résurrections inespérées obtenues dans des cas où ils n'opéraient que pour l'acquit de leur conscience.

Quel est le mode opératoire le meilleur? Quels sont les instruments dont on doive se munir? Pour ces réponses, je renverrai aux ouvrages spéciaux, tels que la thèse inaugurale de M. Millard, ne voulant point entrer dans une discussion qui m'entraînerait trop loin.

Je me bornerai à dire que le procédé de lenteur est celui que je préfère, et que j'engage à faire l'incision de haut en bas et non de bas en haut, comme le conseille M. Guérin.

Trachéotomie. — Cette opération est en général facile. Pour la réussir, il suffit d'avoir un peu de sang-froid et de ne point se presser.

Je vais la décrire dans sa plus grande simplicité, telle que je l'ai vu pratiquer et telle que je l'ai faite moi-même.

Deux bistouris, dont l'un boutonné, une double canule et un dilatateur suffisent presque toujours. Par précaution, on peut se munir de deux écarteurs et de tous les autres instruments recommandés par les auteurs.

Si l'on tient compte des petits détails dans lesquels je vais entrer, on réussira presque à coup sûr.

L'enfant est étendu sur une table garnie de quelques couvertures ; un coussin de la grosseur d'un litre à peu près est placé en travers sous la nuque. Un aide maintient *solidement*, entre ses deux mains, la tête de l'enfant, moyennement étendue, et dans une position telle que le *plan médian antéro-postérieur de la tête soit bien vertical.* Un autre ou deux autres fixeront invariablement le tronc et les membres dans la position horizontale. Un troisième aide, qui aura pour mission d'éponger la plaie, se placera en face de l'opérateur. Celui-ci se posera à la droite du malade.

Fixant le larynx entre le médius et le pouce de la main gauche, pendant que l'index de la même main appuie sur le cartilage cricoïde, le médecin commence l'opération que l'on peut diviser en trois temps :

1° On incise la peau, sur la *ligne médiane*, à partir du cartilage cricoïde et dans une étendue qui varie avec l'âge du malade. Puis on procède, couche par couche, de la partie supérieure à la partie inférieure de la plaie, évitant les veines si c'est possible. L'aide épongera au fur et à mesure du besoin. Bientôt la trachée sera sentie par l'index de la main droite qui explorera la plaie. Alors on *dénudera bien la trachée*, puis,

2° On ponctionnera immédiatement au-dessus du

cartilage cricoïde et, d'un *seul trait*, on incisera la trachée jusqu'à la partie inférieure de la plaie.

Un sifflement produit par l'air qui sort des bronches indique que l'on est dans la trachée.

Durant tout ce temps, les doigts de la main gauche sont restés immobiles.

3° Enfin on introduira la canule. Quand on a l'habitude de cette opération, on introduit celle-ci directement. Pour cela, l'index de la main gauche appuie sur la lèvre droite de la plaie, ce qui permet d'y placer l'extrémité de la canule, et en décrivant un quart de cercle de haut en bas et de la droite du malade à sa gauche on pénètre entièrement dans la trachée.

Il est préférable d'avoir recours au dilatateur qui permet l'expulsion des fausses membranes que la canule, introduite directement, pourrait refouler dans les bronches.

Tout dépend, dans cette opération, de l'incision de la trachée, car le point délicat est l'introduction de la canule. Pour être certain de la faire sur la *ligne médiane*, je conseillerais *d'approcher le malade le plus près possible de soi, de façon qu'il vous touche*. Dans cette position, il est difficile de s'écarter de la ligne médiane. Au contraire, si le bras qui opère est éloigné de votre poitrine, vous commencez bien sur la ligne médiane, mais malgré tout vous rapprochez la main peu à peu de votre côté. L'incision est alors oblique et l'introduction de la canule devient difficile.

On a toujours de la tendance à faire une incision trop petite ; pour être certain de la faire de grandeur voulue, je ne vois rien de mieux que de marquer sur la peau le chemin que le bistouri doit parcourir.

L'incision de la trachée doit être faite *d'un seul coup*. Autrement on pourrait faire deux incisions parallèles entre lesquelles existerait une languette de trachée qui pourrait devenir un obstacle invincible à la rentrée de la canule. Il importe cependant que celle-ci se fasse rapidement, car, une fois la trachée ouverte, il tombe du sang dans les bronches, ce qui augmente les causes de l'asphyxie.

Si l'enfant a de la peine à revenir, on l'excitera par tous les moyens que l'on aura sous la main. On pourra aussi lui donner à prendre un peu de rhum dans de l'eau sucrée. Puis une cravate lâche sera mise au cou de l'enfant.

A quelle époque doit-on enlever la canule? Rien de fixe à cet égard. Dès le lendemain de l'opération, si l'enfant paraît calme, on pourra la retirer pour la nettoyer, en ayant soin de ne point le perdre un seul instant de vue. Des accès de suffocation peuvent survenir et nécessiter l'introduction immédiate de la canule. Après plusieurs essais de ce genre, et lorsqu'en fermant la plaie avec les doigts, l'enfant peut respirer facilement et parler, on pourra espérer qu'une introduction nouvelle ne sera point nécessaire.

Autres indications diverses. Plusieurs autres indications peuvent être fournies par l'examen local de la manifestation diphthéritique, c'est-à-dire que les cautérisations avec l'acide chlorhydrique, le jus de citron, le sulfate de cuivre, les irrigations, les applications d'une poudre au calomel, pourront être utiles. Ce sera au praticien de juger de l'opportunité de son intervention en ces cas.

Les balsamiques doivent-ils être rejetés d'une manière

absolue? Je crois qu'il est difficile d'en saisir l'indication. D'ailleurs, comme M. Peter me faisait l'honneur de me le dire, avec cette gracieuseté qu'on lui connaît : « Les balsamiques cubèbe et copahu ne sont point des spécifiques de la diphthérie, je pense qu'ils peuvent rendre des services si, *par exception*, le malade peut les prendre; » d'un autre côté, s'ils sont acceptés, ils peuvent déterminer de la diarrhée qui épuisera le malade. Dans l'estomac, ils produiront des désordres, car je ne puis admettre que 12 ou 20 grammes de cubèbe excitent l'appétit d'un enfant. Ce poivre peut stimuler l'estomac, il est vrai, à la façon des condiments âcres, mais à la condition expresse qu'il soit administré à petite dose. Ne voit-on pas les adultes souffrir horriblement de l'estomac lorsqu'ils prennent de 15 à 30 grammes de cubèbe par jour? Ils ont des nausées, des vomissements, des indigestions et de la gastralgie pouvant déterminer des syncopes comme j'en ai vu un cas. Je doute fort que les enfants puissent le tolérer mieux que les adultes. Je crois prudent, en conséquence, de réserver le copahu et le cubèbe pour le catarrhe d'une autre muqueuse et qui appartient à un autre âge.

CONCLUSION.

De tout ce qui précède il résulte que, en dehors du traitement général tonique, il n'y a rien d'absolu dans le traitement de la diphthérie. Tous les médicaments employés ont donné des succès et tous aussi ont échoué. La conduite à suivre dépend de l'observation complète du malade et de l'interprétation des symptômes.

Se renfermer dans certaines idées doctrinales, souvent trop étroites, serait, en plusieurs cas, priver le malade d'une intervention utile. Rien de plus capricieux parfois que les maladies générales.

Ne sait-on pas que M. Briquet (1) cite le fait d'une hystérique prise de contractures des membres où, « à plusieurs reprises, la maladie avait été rapidement enlevée par des applications de ventouses sur les parties contracturées. »

C'est peut-être dans des cas aussi bizarres que celui-là que les topiques pour Trousseau, le cubèbe et le copahu pour M. Trideau, ont produit de si bons résultats dans le traitement de la diphthérie.

Mais ce ne seraient que des exceptions, et, en temps d'épidémie, on ne doit point se borner à une seule médication, aucune n'étant certaine. Il convient d'en essayer plusieurs, en se rappelant toujours que le principe le plus absolu de toute la thérapeutique est le suivant : *primum non nocere.*

(1) Briquet. Traité clinique et thérapeutique de l'hystérie, obs. 47, p. 437.

APPENDICE.

UN NOUVEAU MODÈLE DE TROCART.

Grâce aux nombreux appareils qui ont été imaginés à cet effet, la thoracentèse est devenue aujourd'hui une opération banale dans les hôpitaux de Paris.

Cette opération peut se décomposer en deux opérations secondaires : la première, la *ponction*, qui est purement chirurgicale ; la seconde, l'*aspiration*, qui est une simple expérience de physique. L'attention de tous les inventeurs s'est portée de ce dernier côté et des aspirateurs ont été construits. Quelques améliorations ont été aussi apportées à la canule nécessaire à l'évacuation du liquide ; celle de M. Potain est dans ce cas et suffit presque toujours entre les mains d'un praticien exercé.

Mais ce n'est guère que dans les services hospitaliers que l'on peut se familiariser avec cette opération et il arrive certainement que bon nombre de médecins, ne se sentant pas sûrs d'eux-mêmes, n'osent recourir à ce moyen, qui pourtant peut seul parfois sauver la vie du malade.

On diagnostique bien, en effet, la présence d'un épanchement, mais, pour vider la plèvre, il faut enfoncer dans la poitrine un instrument piquant. Et à quelle profondeur? Voilà le point délicat. Si l'on est trop timoré, c'est le cas le plus fréquent, l'on reste dans les parois de la poitrine ; si l'on est téméraire, on s'expose à percer le poumon ; si enfin on possède ce qu'il faut pour réussir, l'on peut cependant rester dans un paquet de fausses membranes, et, quand on retire la lame du trocart, rien ne sort par la canule. Et l'on a pratiqué une opération pour le moins inutile pour le malade, et assurément nuisible à la réputation du médecin, les gens du monde n'étant point tenus de savoir de quoi dépend l'insuccès de l'opération.

Grâce à la modification que j'ai apportée au trocart ordinaire, je crois que l'on opérera toujours à coup sûr. On doit en effet l'enfoncer jusqu'à ce qu'il prévient que l'on n'est plus dans les parties solides. Voici cet instrument.

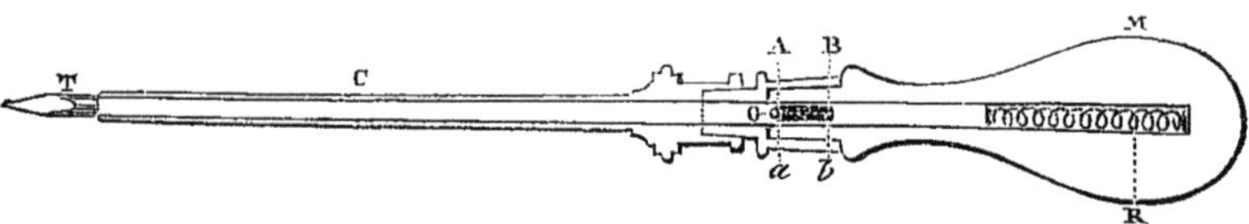

Il se compose d'une tige ordinaire T et d'une canule C, que l'on fixe à un manche M par un mouvement de baïonnette. Dans l'intérieur du manche se trouve un ressort à boudin R, de la force voulue, qui pousse la lame en avant. Le mouvement de va-et-vient de celle-ci est limité par un petit bouton O dans les deux points A et B de l'ouverture *ab* pratiquée dans la virole du manche.

La lame est cannelée dans une longueur telle que la cannelure disparaît quand on presse sur la pointe du trocart. Elle apparaît très-visiblement dans le cas contraire.

Au repos, rien ne contrebalançant la force du ressort, la lame est poussée en avant et le bouton O est au point A de sa course. Mais, si l'on appuie la pointe du trocart contre un corps résistant, le ressort cède, et immédiatement le point O rentre de A en B. Cet instrument est donc d'un grande simplicité.

Voici ce qui arrive : sitôt que l'on applique le trocart sur une partie quelconque du cadavre, la lame rentre dans le manche, et le bouton O se maintient au point B tant que l'on est dans les parties solides ; bientôt la paroi est traversée, et, à cet instant, on VOIT le bouton descendre en A. En y arrivant, il produit un choc que l'on SENT à la main, et qui s'accompagne d'un bruit qui va jusqu'à l'OREILLE.

A ce moment aussi la cannelure plonge dans le liquide ; celui-ci s'y précipite et vient se montrer à l'opérateur, pour peu qu'il retire la lame hors la canule. La partie non cannelée intercepte le passage de l'air.

Ainsi, là où le trocart ordinaire n'indique rien outre une sensation particulière de vide, trois sens, l'OUÏE, la VUE et le TOUCHER avertissent, par mon instrument, que l'on est dans la collection à évacuer.

Mais il peut se faire, qu'après avoir retiré complètement la lame du trocart, il ne s'écoule que quelques cuillerées de liquide, c'est que l'on sera tombé dans un espace limité de toutes parts par des fausses membranes. Doit-on pousser plus loin sans avoir à craindre une perforation du poumon ? Je crois pouvoir répondre affirmativement pour les raisons suivantes :

Par le diagnostic on a acquis la certitude de l'existence d'un épanchement considérable ; d'autre part le trocart a parlé dès qu'il a rencontré du liquide ; la grande collection que l'on a reconnue n'étant point située entre la petite poche où l'on est et la paroi thoracique, n'étant point non plus là où se trouve la canule, ne peut évidemment être que plus profondément.

Inutile de dire qu'il peut servir partout où le trocart ordinaire est employé. J'ajouterai même qu'il sera d'autant plus utile que la poche à ponctionner sera plus profondément située.

On pourra prendre le calibre que l'on jugera convenable, et appliquer la canule à un aspirateur.

Paris. A. Parent, imprimeur de la Faculté de Médecine, rue M.-le-Prince.

www.ingramcontent.com/pod-product-compliance
Ingram Content Group UK Ltd.
Pitfield, Milton Keynes, MK11 3LW, UK
UKHW020431230726
13925UKWH00004B/1686